LA MALADIE DE CROHN

*

AIDE NATURELLE
et
CONSEIL

Auteur: Sheila Ber –
Conseiller de Naturopathic.

Maladie de CROHN maladie aide et meilleurs conseils – mon régime de réussite personnelle.

MON CONSEIL SIMPLE ET LE MEILLEUR POUR VOUS :

Vitamine D3 *Le déficit en est un facteur majeur de maladie de Crohn. Personnellement, je prends 8,000-10,000 UI par jour, divisé par deux, 2 fois par jour.*

Essayez comme moi prendre la dose ci-dessus, mais toujours avec une cuillère d'huile de lin ou de poissons, d'optimiser l'absorption. Vitamine D vous donnera énergie, réduit l'inflammation, soldes votre thyroïde et autres hormones, vous protège de développer un cancer, maintient la santé du système nerveux, aide à vous mieux dormez, et bien plus encore.

Eliminer sucres et le remplacer avec du miel en tout ! Miel est composé de mono-saccharides et faciles à digérer par les entrailles affligés de maladie de Crohn, donc moins de croissance bactérienne qui provoque une inflammation. Essayez également de prendre 1/2 c. à thé de miel de MANUKA, à jeun, 1 heure avant un repas.

Ce miel guérit les plaies à l'intérieur et l'extérieur du corps!!! Il contient de peroxyde d'hydrogène et d'autres propriétés bénéfiques qu'accélérer la guérison. *Si vous êtes allergique au fructose, ne mangent pas de miel!* Essayez de Stevia.

Le miel de MANUKA est un produit de la Nouvelle-Zélande.

* Veuillez noter : si le miel n'est pas stockée correctement ou est livré dans un emballage inadéquat, il est vulnérable à la contamination bactérienne. Il peut être stocké à température ambiante, toujours avec le couvercle bien fermé.

Il est utile contre les douleurs abdominales ! J'ai essayé quand j'ai eu la douleur d'une attaque de la maladie de Crohn, la douleur avait disparu. Le coût est environ de $12.00 pour le petit pot, et ça dure pendant une période relativement longue.

SUCRE SOUS QUELQUE FORME, EST EXTRÊMEMENT DANGEREUX DANS LES ENTRAILLES ENFLAMMÉES DES PERSONNES SOUFFRANT DE MALADIE DE CROHN.

Essayez d'éviter de fumer, le café, seulement une fois par jour ou tous les deux jours ! Au lieu de café, pour être alerte et éveillé, mettre une pincée ou deux de poivre de CAYENNE en 1/2 tasse de chaud l'eau, ou dans des salades, des soupes, des plats. Il fait des merveilles ! Il faut également douleur loin!!!

Prenant tous les jours : d'eau 2 cuillères à soupe de vinaigre de cidre dans 1 tasse de chaud, aide énormément ! Absolument !

Prendre aussi des fruits, poudre de Pectine – une demi-cuillerée à thé dans 1 tasse d'eau tiède. Il soulage l'irritation dans les entrailles et guérit.

Pectine est très bénéfique pour la santé du côlon et aide à lutter contre l'arthrite, le diabète, hypercholestérolémie, hypertension artérielle et bien plus encore. C'est également un purificateur de sang.

Je prends aussi 1 bébé couché Aspirine 81 mg. tous les jours ou tous les deux jours. Il garde l'inflammation vers le bas, et le sang mince, en raison de l'ESR élevée associée à la maladie de Crohn.

Il empêche les coups possibles chez les adultes âgés, en raison de nombre d'associés élevés des plaquettes sanguines et ESR élevé (Vitesse de sédimentation).

Vous ne regretterez pas mettre en œuvre les suggestions ci-dessus, que vous les obtenez de malade d'une maladie de Crohn comme vous, qui est arrivé à maturité dans des années, et avec l'expérience, et qui a tout essayé. J'ai fourni dans ce livre, nombreuses suggestions utiles pour les situations d'urgence. Si vous n'essayez pas, vous ne saurez jamais...

Vérifiez avec votre G.P. votre niveau de la thyroïde et ainsi d'hémoglobine.

Vous pourriez avoir besoin pilules de fer (le meilleur de source végétale). www.vitacost.com les vend à un prix raisonnable - SKU #: 015794026594. Prendre 3 par jour avec de la vitamine C - 500-1000 mg, pendant 3 mois.

En cas de douleur intense, pour un soulagement immédiat, prenez également 1 cuillère à soupe argent colloïdal, mais prétentieux dans la bouche pendant quelques secondes, puis avaler. En 5-7 minutes, la douleur s'atténue.

En outre prendre : <u>complexe de **ROBERT**</u> *Enzymatic therapy (au Canada, le coût est de $30.00 environ). Il est extrêmement utile éviter une attaque.*
Prendre 3 x par jour, pendant quelques jours seulement, sur un estomac vide jusqu'à ce que vous sentez mieux.

Douleur de la maladie de Crohn, toute douleur abdominale, peut être soulagée efficacement également, avec concoction à base d'herbes bouillies (5 min.) :

Sauge, menthe, anis. Boisson chaude, plusieurs fois / jour. Il est très guérison et détoxifiantes. N'oubliez pas le miel de MANUKA aussi pour la douleur !

<u>Ne</u> : *manger des aliments frits!*

<u>Ne pas boire de lait cru!</u> *Vous devez réduire au minimum le lait de consommation. Vous pouvez boire 2-3 tasses par semaine, mais <u>vous devez la faire bouillir tout d'abord!</u>!! Parce que le lait a une bactérie spécifique qui aggrave sévèrement condition de maladie de Crohn. Si vous la faire bouillir, vous devriez avoir aucun problème.*

<u>*Ne sont pas*</u> *boire de l'alcool, que toutes les boissons contiennent des levures. La prolifération des levures est toxique, nuisibles et peut provoquer une inflammation.*

Lorsque vous consommez <u>*boissons et aliments levure*</u> *, tels que : PIZZA, pâtisserie, vin, bière, consommer avec modération et de prendre immédiatement des probiotiques, de se débarrasser de la levure dans votre corps, avant il devient hors de contrôle. Les probiotiques aussi digérer et tuer la levure. Les aliments levure peuvent causer la dépendance.*

<u>*Manger*</u> *: 2-3 x par semaine saumon du poisson et de poulet aussi. Il s'agit de guérison dans les entrailles et anti-inflammatoire. Ils sont bénéfiques pour le cœur, le cerveau et pour la dépression aussi.*

Clap : Huile de foie de morue: 2-3 cuillères à soupe par jour. Il est anti inflammatoire et maintient vos vaisseaux sanguins en bon état. Elle permet également de chasser la dépression.

Manger du riz tous les jours si vous le pouvez, jusqu'à ce que vous aller mieux. Lorsque vous vous sentez mieux, vous pouvez augmenter vos pommes de terre et de la consommation de pain (blé entier ou 7 grains). Le riz est les hydrates de carbone complexes seulement que meilleur est d'accord avec la maladie de Crohn est affligé des entrailles. Vous pouvez faire cuire de différentes manières.

Vous pouvez même ajouter des raisins secs, effilées amandes, ajouter 3 cuillères à soupe de miel, 2 cuillères à soupe huile de pépins de raisin (meilleure huile) et 1/2 cuillère à café de beurre, muscade, certains le zeste de citron cannelle, râpé (1/3 c. à thé), 1/2 tasse de lait ou lait condensé (en conserve).
Porter à ébullition et laisser mijoter pendant environ 15 minutes. Manger froid ou chaud.

La pire chose que vous pouvez faire est de se sentir désolé pour vous-même. Je connais la que maladie de Crohn peut causer la dépression.

Mais vous devez essayer de rester forte, positive et optimiste ! Vous devez passer avec la vie.

Vous devez faire preuve de souplesse lorsqu'il s'agit de nourriture et abandonner les éléments qui vous font mal (inflammation).

* Si vous faites une erreur et que vous mangez quelque chose que vous ne devriez pas, ou si le stress vous provoque une attaque, malgré tous les efforts, n'abandonnez pas ! Continuer à se battre elle et essayer tous les conseils qui vous est donnés dans cet ouvrage.

Il faut du temps pour guérir, et lentement vous guérir, je le promets ! Toutefois, vous devez apporter des modifications, vous avez juste à, ou vous risquez une grande époque.

Essayez et visualiser vos intestins, et ce que vous mettez dedans !

Toujours prendre miel pour remplacer le sucre ! Aussi miel de MANUKA pour <u>douleur</u>. Prendre aussi les probiotiques (« Primal Defense » est le meilleur!) à garder niveau microbien et inflammation bas.

Si vous êtes allergique au fructose, ne mangent pas de miel !
La plupart des gens ne sont pas allergiques au miel.

N'oubliez pas : qui les intestins peuvent guérir à tout moment, lentement et sûrement. Cela prend 3-5 jours pour l'intestin tissus pour guérir, si vous mangez la nourriture bonne.

Toutefois, vous devrez contrôler ce que vous mangez et en quelle quantité. Encore une fois, juste essayer de regarder à l'intérieur de vous. Restez calme, essayez de ne pas s'inquiéter.

Si vous vous sentez déprimé, vous devez prendre le complexe B 2 - 3 fois par jour et la L-théanine (acide aminé) 1-2 capsules par jour. On peut boire café, pas plus d'une fois par jour, car elle peut aggraver l'inflammation dans vos entrailles. Toutefois, dans le même temps, café est bénéfique dans l'élévation de votre niveau de sérotonine, rendre le contenu du sentiment à vous).

Pour lutter contre la dépression et l'inflammation, prenez également cod 2 de deux à quatre 4 cuillère à soupe huile de foie par jour. L'huile est extrêmement utile et a de nombreux avantages pour la santé. Il contient la vitamine A & D, aussi EPA et DHA. Il enrobe les tissus de l'intestin afin d'éviter la cause de l'irritation, par quoi que ce soit que vous mangez ou buvez.

Si vous avez envie de cuisine chinoise, il peut être gras ! Légumes et riz, qui ne sont pas huileux, sont OK. Sauce soya peut aggraver la maladie de Crohn, alors essayez de rester loin de lui.

Vous pouvez ajouter 1 à 2 cuillères d'huile d'Olive lorsque friture vos aliments.

Orange est également très aggravant. Au lieu de citron utiliser la chaux, car il se sent mieux pour les entrailles de la maladie de Crohn. Il est moins acide.

Poulet Teriyaki a la sauce de soja, et elle peut aggraver. Steak est bon, pommes de terre sont OK, avec ajout d'huile d'olive nappage eux, du persil, le jus de lime et sel, c' est tous les guérison et excellente dégustation.

Oeufs - Je trouve que si vous les mangez 3 fois par semaine et ensuite reposer 2 ou 3 jours, votre corps est tour à tour, moins susceptible de développer l'intolérance (allergie) pour les oeufs. Mais il est individuel.

Blanc de farine sous quelque forme ou de la forme (pain, gâteaux, biscuits, etc.)

peuvent être nocifs pour la maladie de Crohn, surtout quand elle est haute inflammation présente. Vous pouvez essayer certains lorsque vous démarrez à se sentir mieux.

Je mange le pain de blé entier, ou 7 grains, mais garder au minimum, parce que la farine se convertit en sucres (polysaccharides et disaccharides) et les entrailles ont difficulté à digérer. Je prends des enzymes pour aider avec ça.

Les glucides complexes tels que le riz est tout droit. (Basmati est meilleur!).

Pommes de terre, sont très bien, si mangé 2 - 3 fois par semaine.
En raison de leur haute teneur en amidon, peuvent avoir les entrailles temps difficiles digérant. Prenez toujours les enzymes juste avant les repas.

Sandwich avec viande cuite maison est OK, mais certainement <u>pas la charcuterie!</u>

Charcuterie provoquera une attaque immédiate et une inflammation plus ainsi. Les entrailles peuvent réagir très négativement, y compris la formation d'obstruction intestinale.

Les conservateurs dans la charcuterie : Nitrate de Sodium &Nitrite de sodium, sont cancérigènes et sont également très aggravants de la maladie de Crohn est affligé entrailles.

<u>Ne mangez pas</u> : Pommes, oranges ou pizza, qu'une fois vos entrailles sont guéries.

<u>Manger</u> : Bananes (excellent! même 2-3 fois par jour), brocoli est très bonne, mais doit être lavé et bouilli pendant 3-5 minutes, pour rendre plus facile sur les entrailles de digérer. Carottes sont très bons, mais jusqu'à ce que vos intestins s'améliorent, vous devez cuire les carottes pendant environ 5 minutes, pour une digestion plus facile.

Tomates sont très bonnes, mais il peuvent irriter vos intestins sensibles. Vous pouvez manger des tomates fraîches arrosé d'huile d'Olive sur le dessus et une pincée d'origan.

C'est délicieux. L'huile d'Olive enrobe les entrailles, l'acidité des tomates empêche d'interagir avec eux.

<u>Pizza</u> - 1-2 tranches sont OK, mais à cause de la <u>levure</u> dans la croûte, vous devez prendre 2 capsules de probiotiques immédiatement, afin de prévenir tout dommage de la levure à vos entrailles. Probiotiques vont digérer et tuer la levure.
Si vous omettez de le faire, vous pouvez éprouver des douleurs et ballonnements, également augmenter l'inflammation.

Crêpes sont Ok, si vous mangez 2 ou 3 et seulement avec du miel. Vous pouvez ajouter la cannelle ou muscade pour le goût.

Ne pas utiliser n'importe quel sirop, <u>ne même pas le sirop d'érable</u>, en raison de la forte teneur en sucres (disaccharides) pouvant endommager davantage les entrailles.

Vous pouvez obtenir le miel pasteurisé savoureux, non dans le magasin de la santé. Est une marque populaire au Canada : or du hollandais. 1 kg est aussi bas que $9.00 plus taxes.

S'il vous plaît gardez à l'esprit que :
* L'inflammation et la douleur est le résultat de, comme le montre l'équation suivante :

A augmenté STRESS + Régime alimentaire acide + Toxines = Corps accru acidité = bas acidic pH

AUGMENTATION DE L'ACIDITÉ = NIVEAU MICROBIEN PLUS ÉLEVÉ.

MICROBIENNE PLUS ÉLEVÉE = PLUS DE TOXINES = AUGMENTATION DE L'INFLAMMATION ET LA DOULEUR !

RELAXATION + légèrement alcaline alimentation + élimination de toxines = corps diminue l'acidité = pH légèrement alcalin.

<u>Une diminution de l'acidité</u> = Niveau microbien inférieur = flore intestinale équilibrée = <u>une diminution de l'INFLAMMATION et la douleur! = une santé optimale!</u>

<u>*ALCALINISEZ QUOTIDIEN!*</u>

Comment faire pour ALCALINISER le corps : La façon la plus simple et la plus économique pour alcaliniser : 1/2 c. à thé bicarbonate de soude dans 1 tasse d'eau, tous les jours.

Si vous êtes très acide, ce qui précède peut être fait deux fois par jour.

Bonne chance!

SHEILA BER, 2016.

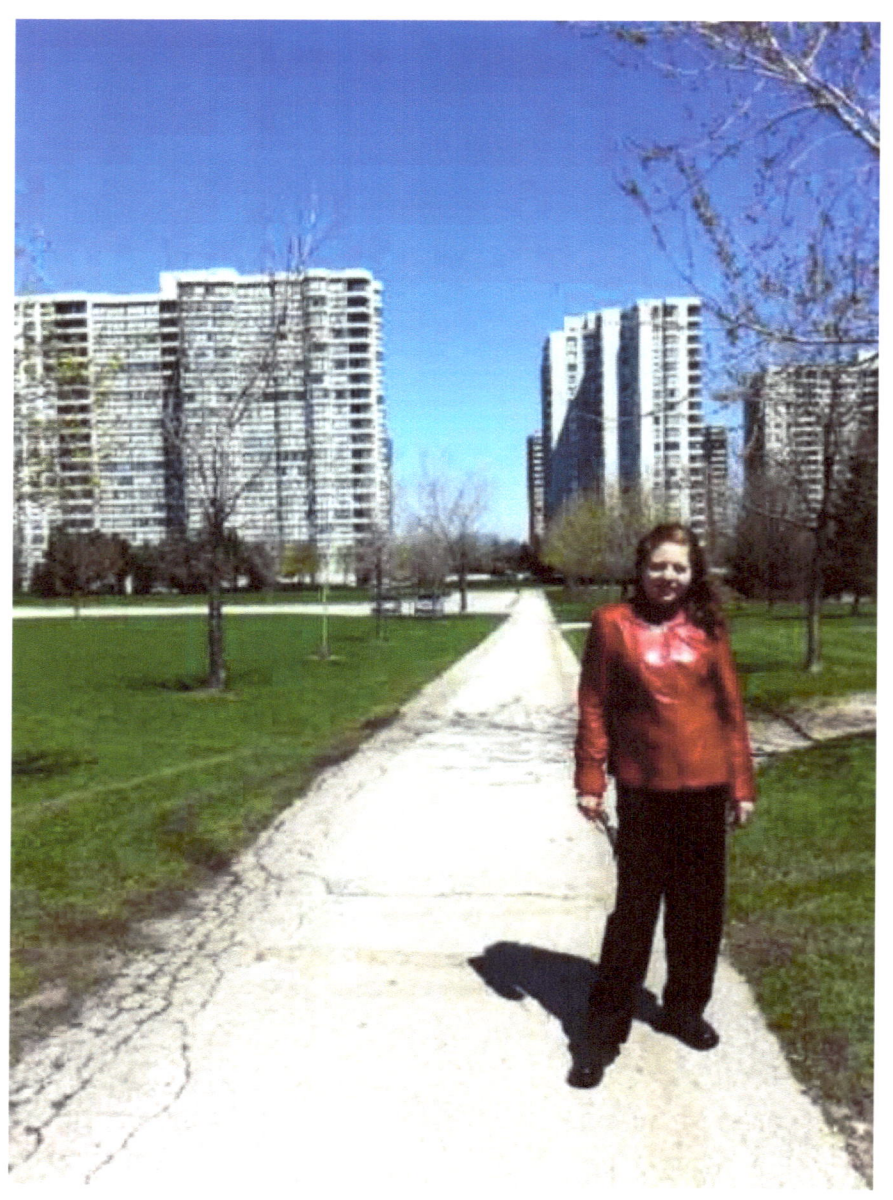

SHEILA BER, 2016.
(SHULLA)

Voir les livres suivants rédigés également par Sheila Ber :
1. « alcaliniser & survivre"
2. « insomnie – traitement naturel"
3. « l'arthrite – aide & conseils
4. "le pH de connexion"
5. « bien manger et perdre du poids »
à :

www.Amazon.com
www.Createspace.com
www.Kobobooks.com
www.Indigo.Chapters.ca

BIOGRAPHIE DE SHEILA BER 2016.

Professionnellement :

Je suis un **Technologue microbiologiques et chimiques**, *travaille actuellement comme* **consultant en naturopathie***.*
J'ai travaillé en microbiologie et en chimie, depuis environ 12 ans, dans les industries pharmaceutiques, cosmétiques et produits de toilette.

J'ai commencé comme un microbiologiques et chimiques analyste. J'ai effectué :
analyses chimiques et microbiologiques des matières premières, produits finis, variété de matériaux d'emballage et leur compatibilité avec les différente gamme de produits finis.

Analyse chimique des essais ont été réalisés avec des instruments à jour technologiquement avancés, tels que des spectrophotomètres et autres appareils.
Tests microbiologiques dont l'incubation des échantillons et des études microscopiques d'une variété de bactéries, levures et champignons.

J'ai également été impliqué dans la recherche & développement et dans des formulations de grande variété de produits.
J'ai effectué beaucoup de formulations et modifié certaines si nécessaire.

Mon travail inclus :
1) contrôle de la qualité des matières premières, produits finis, emballages.

2) j'ai été chargé de gérer et de soutenir le personnel de laboratoire.

3) en outre, j'ai mené des inspections sur les installations de plancher de production, l'équipement, y compris le système de ventilation et d'autres systèmes. Rapports mensuels sur les résultats, mes recommandations et mise en œuvre des mesures correctives nécessaires.

4) communication avec Santé Canada, en particulier pour obtenir les approbations réglementaires pour les nouveaux produits et de nouveaux brevets. Leur fournissant la documentation et renseignements de la FS de la matière en cause, dans toutes les formulations.

J'ai énormément apprécié toutes les fonctions ci-dessus.

Il est très techniquement travail impliqué, très intéressant et stimulant.

___Personnellement :___

Généralement, je suis assez peu conventionnel, mais comme de plus en plus vieux, je deviens un peu plus classique. J'aime les choses droites, simple et sans complication.
J'aime aider les gens. J'essaie de voir les choses, des situations, sous des angles différents.

J'ai s'abstenir de juger les autres, mais ont besoin de connaître tous les faits et les raisons de leur comportement particulier, pensées et actions, avant de former une opinion.
Je prends tout avec un grain de sel, toujours séjour vigilants et prudent.

La vie a ses hauts et ses bas, mais j'essaie toujours de rester à flot. Essayer est le mot clé !

Souvent, j'ai vérifier mes attentes et gardez-les en perspective.

J'ai deux grandi fils. Je les aime très de toute son âme.
J'ai le plaisir d'être une mère se souciant, ne sont pas parfaits et avec toujours l'endroit pour l'amélioration.

ÉDUCATION :

*J'ai diplômé avec les **honneurs en Science,** et avec **Distinction en physique.***

Seneca College
Technologie microbiologique et chimique

École technique
Élaboration de l'architecture et mécanique

École de comptabilité
Comptabilité générale

OCCUPATION :

Je travaille actuellement comme consultante en naturopathie.

EXPÉRIENCE PROFESSIONNELLE :

SOCIÉTÉ de négoce - Toronto des drogues
Microbiologiques et chimiques technologue

FABERGE - Toronto
Contrôle de la qualité / gestionnaire de laboratoire

REVLON - Toronto
Contrôle de la qualité / gestionnaire de laboratoire

ACCENTURE Business Services publics - Toronto
Comptabilité/Administration

Je vis dans :

1) Toronto, Canada,

www.ingramcontent.com/pod-product-compliance
Lightning Source LLC
Chambersburg PA
CBHW060819290526
45792CB00005BB/1717